STUHL-YOGA FÜR SENIOREN

DEHNÜBUNGEN, ZUR SCHMERZLINDERUNG UND
GELENKGESUNDHEIT, UM DIE FLEXIBILITÄT VON
SENIOREN ZU VERBESSERN, STÜRZE ZU
VERHINDERN UND DIE LEBENSQUALITÄT ZU
STEIGERN.

FIT FÜR IMMER

INHALT

Einleitung   5

1. DER EINSTIEG IN STUHL-YOGA   7
   Psychologische Vorteile   7
   Physische Vorteile   9
   Voraussetzungen   10

2. ATMEN IM YOGA   13
   Der Atem und seine Vorteile   14
   Atemtechniken   16

3. MEDITATION   19
   Bedeutung und Vorteile von Meditation   20
   Meditation mit einem Stuhl   21

4. ANFÄNGER-POSEN   23
   Bergpose   24
   Seitliche Halsdehnung   26
   Schulter-Rollen   28
   Vulkan-Arme   30
   Sitzender einbeiniger Berg   31
   Knieschaukel   33
   Beinheben mit Fußbeugen   35
   Ganzkörperdehnung   37

5. MITTELSCHWERE POSEN   39
   Schulterrollen mit den Händen   40
   Krieger II Arme mit Fäusten   41
   Seitlicher Twist   43
   Sitzende Vorbeuge   45
   Rückwärtsbeuge   46
   Sitzende Stuhlpose   48
   Adlerarme   49
   Ganzkörperdehnung mit Gewichten   51

6. FORTGESCHRITTENE POSEN 53
Katze und Kuh Pose im Sitzen 53
Arm-Pose Rückwärts 55
Niedriger Ausfallschritt im Sitzen 56
Sitzender Krieger I 58
Sitzender seitlicher Winkel 59
Tauben-Pose im Sitzen 61
Fünf-Punkt-Stern 62
Leichen-Pose auf dem Stuhl 63

Fazit und Zusammenfassung 65
Literaturverzeichnis 67

EINLEITUNG

Yoga ist eine alte Praxis, die ihre Wurzeln in der ostasiatischen Tradition hat. Es kombiniert Atmung, Bewegung und Meditation, um emotionales, mentales und körperliches Wohlbefinden zu fördern. In den vergangenen Jahrzehnten hat sich Yoga zu einer zunehmend beliebten Form der Bewegung entwickelt, primär im Westen. Es gibt in der Tat viele Arten und Formen von Yoga, aber sie alle wurden entwickelt, um die allgemeine Gesundheit und das Wohlbefinden zu fördern.

Für viele kann traditionelles Yoga ein wenig überwältigend erscheinen, besonders für diejenigen von uns, die nicht mehr so stabil auf den Beinen sind, wie wir es einmal waren, oder sogar für diejenigen von uns, die sich im Sitzen einfach besser fühlen. Hier kommt Stuhl-Yoga ins Spiel!

Stuhl-Yoga bietet alle Vorteile des traditionellen Yoga, aber mit der Sicherheit eines Stuhls, um Sie fest auf dem Boden zu halten. Wie traditionelles Yoga kann Stuhl-Yoga bei Schmerzen und Stresslinderung helfen, und es kann auch bei der Gelenkschmierung, dem Gleichgewicht und den Auswirkungen von Arthritis helfen.

Dieses Buch wurde speziell für Senioren entwickelt, die eine Yoga-Praxis beginnen oder fortsetzen möchten. Es enthält Schritt-für-Schritt-Anleitungen für die verschiedenen Posen sowie Variationen je nach Ihrem Komfortniveau. Es gibt leichte, mittelschwere und fortgeschrittene Stuhlposen, die als individuelle Sequenzen geübt oder kombiniert werden können, um eine einzigartige Sequenz zu schaffen, die für Sie funktioniert.

Nun, da Sie die Entscheidung getroffen haben, mehr Bewegung in Ihre tägliche Routine zu integrieren, ist es wichtig, dass Sie Ihren Arzt konsultieren, bevor Sie beginnen. Nehmen Sie sich die Zeit, Ihre spezifischen Bedürfnisse zu besprechen und wie Sie am besten mit Ihrer Yoga-Praxis beginnen können. Nicht jeder wird auf der gleichen Ebene beginnen oder auf die gleiche Weise vorankommen. Sobald Sie grünes Licht haben, denken Sie daran, es langsam anzugehen und das zu tun, was sich für Sie richtig anfühlt. Aber vor allem, haben Sie viel Spaß.

1

DER EINSTIEG IN STUHL-YOGA

Mit zunehmendem Alter nimmt unsere Muskelkraft ab, was sich auf unsere Beine, Hüften und den Rumpf auswirkt. Stuhl-Yoga kann uns helfen, die Gesundheit unsere Wirbelsäule wiederherzustellen und zu erhalten. Schlechte Körperhaltung und schwache Wirbelsäulenmuskeln können alle Teile unseres Körpers beeinflussen, so dass eine regelmäßige Stuhl-Yoga-Praxis dazu beitragen kann, einige der Auswirkungen des Alterns auf unseren Körper umzukehren oder zu verlangsamen.

PSYCHOLOGISCHE VORTEILE

Yoga verbindet den Körper mit dem Verstand und den Verstand mit dem Geist durch den Atem und hilft uns, im Moment vollständig präsent und uns bewusst zu sein. Es kann sowohl unsere Stimmung als auch unsere kognitive Funktion positiv beeinflussen und uns ein Gefühl des Wohlbefindens und der Zufriedenheit vermitteln.

Viele Senioren leiden unter Ängsten und Sorgen, insbesondere über den Verlust ihrer Unabhängigkeit oder Selbstständigkeit. Der Fokus auf die Atmung und den Atem beim Yoga kann dabei helfen, Körper und Geist zu beruhigen und die Stressreaktion des Körpers zu reduzieren. Wenn es regelmäßig in einer ruhigen Umgebung geübt wird, kann es Stress abbauen und dazu beitragen, Frieden und Ruhe zu bringen. Wir werden die Vorteile des Atems in einem kommenden Kapitel untersuchen, um besser zu verstehen, wie sich die Atmung auf Körper und Stimmung auswirken kann.

Wie bei unserem physischen Körper, wenn wir altern, ändern sich die Struktur und Funktion unseres Gehirns und nehmen ab. Dies kann zu Gedächtnisstörungen oder verminderter Aufmerksamkeit führen. Yoga kann helfen, den Rückgang der Gehirnfunktion zu stoppen. Im Yoga muss sich das Gehirn darauf konzentrieren, die Yoga-Posen auszuführen oder zu meditieren. Dieses Fokus-Training des Gehirns erhöht oder verbessert die Aufmerksamkeit, das Bewusstsein und das Gedächtnis (Hastings, 2017).

PHYSISCHE VORTEILE

Wir haben bereits festgestellt, dass körperliche Aktivität, insbesondere für Senioren, bei der Mobilität und Kraft sowie bei der Gewichtsregulierung und der Herzgesundheit hilft. Yoga kann Gleichgewicht, Kraft und Stabilität verbessern und sogar den Verlust all dieser Dinge verlangsamen oder rückgängig machen. Nur 20 Minuten pro Tag können Ihre allgemeine Gesundheit und Kraft verbessern.

Nach Angaben des Centers of Disease Control sind Stürzte eine der Hauptursachen für Verletzungen und Tod bei Personen über 65 Jahren (Lehmkuhl, 2020). Körperlich aktiv zu sein und die Muskeln Ihrer Beine, Hüften und Ihres Rumpfes zu stärken, kann einen großen Beitrag dazu leisten, Stürze zu verhindern und Ihre Beweglichkeit zu erhöhen. Je mehr Bewegung Sie in Ihre tägliche Routine integrieren können, desto besser wird Ihr Gleichgewicht sein. Das bedeutet, dass Sie Ihre täglichen Aufgaben besser erledigen können. Wenn Sie im Alter körperlich aktiv bleiben, können Sie sicherstellen, dass Sie Ihre Unabhängigkeit bewahren.

Mit zunehmendem Alter werden auch unsere Knochen brüchig, was bedeutet, dass es einfacher ist, einen Knochen zu brechen, wenn Sie fallen. Yoga kann helfen, Ihre Knochen zu stärken und den Ausbruch von Osteoporose zu verzögern oder zu verhindern. Yoga kann in der Tat Ihre Knochendichte erhöhen, auch wenn Sie älter werden.

Yoga kann auch Ihre Ausdauer erhöhen und Gelenkentzündungen und Schmerzen im Zusammenhang mit vielen chronischen Erkrankungen kontrollieren. Das bedeutet, dass Sie das Selbstvertrauen haben können, unabhängig zu leben und sich zu bewegen.

Das regelmäßige Üben von Yoga verringert Ihre Wahrscheinlichkeit, eine Herzerkrankung zu haben und ein Typ-2-Diabetiker zu werden. Es senkt auch Ihren Blutdruck und kann Schmerzen lindern, die mit dem Altern verbunden sind. Wichtig ist, dass es Ihnen hilft, besser zu atmen. Viele Menschen haben Atembeschwerden, wenn sie älter werden, und ein Mangel an Sauerstoff für die Zellen kann schädliche Auswirkungen auf Ihren Körper haben. Yoga lehrt Sie, wie Sie sich auf Ihre Atmung konzentrieren können, um den Sauerstofffluss zu maximieren.

Yoga, oder in unserem Fall Stuhl-Yoga, kann einen positiven Einfluss auf unsere allgemeine Gesundheit haben - psychologisch, emotional und körperlich. Sie können Stuhl-Yoga überall, jederzeit in kleinen Gruppen oder allein üben. Sie brauchen wirklich nicht viel, um es zu tun und die Ergebnisse, die Sie mit nur 20 Minuten pro Tag gewinnen, sind enorm.

VORAUSSETZUNGEN

Wie bei jeder körperlichen Aktivität ist es immer wichtig, sich vor Beginn mit Ihrem Arzt oder Ihrer Ärztin in Verbindung zu setzen. Stuhl-Yoga ist eine sanfte Aktivität, die sich nicht negative auf Gelenke oder Muskeln auswirkt, dennoch ist es ratsam, das Okay von Ihrem Arzt zu bekommen.

Für Stuhl-Yoga brauchen Sie nur einen ungepolsterten Stuhl mit geradem Rücken und keinen Lehen und wenn möglich, einen Satz etwa 1 kg schwere Handgewichte sowie einen Yoga-Block. Sie sollten lockere, bequeme Kleidung tragen, die leicht ist und Sie nicht einschränkt. Es ist besser, Yoga barfuß zu praktizieren. Wenn Sie auf Fliesen oder Hartholz-böden üben, vermeiden Sie Socken, da sie rutschig sein können.

Finden Sie einen Ort, der für Sie geeignet ist und zu dem Sie sich gerne täglich zurückziehen. Stellen Sie sicher, dass der Raum, den Sie wählen, groß genug ist, damit Sie auf dem Stuhl sitzend, Ihre Arme und Beine vollständig ausstrecken können. Wenn Sie Ihren Raum auswählen, lassen Sie ihn Ihre Persönlichkeit oder das, was Sie in diesem Raum empfinden möchten, widerspiegeln, aber überladen Sie ihn nicht. Unordnung wird Sie von Ihrer Praxis ablenken. Denken Sie daran, dass das Ziel Ihres Ortes darin bestehen sollte, Ihnen Ruhe, Konzentration und Frieden zu vermitteln.

Sobald Sie Ihren Ort gefunden haben, liegt der nächste Schritt darin, die Tageszeit auszuwählen, die am besten zu Ihnen passt. Am Anfang möchten Sie vielleicht versuchen, Ihr Training zu verschiedenen Zeiten durchzuführen und zu ermitteln, wie Sie sich fühlen oder ob es Ablenkungen gibt.

Wie auch immer Sie sich entscheiden, versuchen Sie konsequent zu sein. Es hilft Ihnen, eine Routine für Ihren Körper und Geist zu schaffen.

Wenn Sie Yoga nie vorher versucht haben, dann ist es vermutlich am besten, mit den Anfängerposen zu beginnen und dann Ihren Weg nach oben zu machen, während Sie stärker und selbstbewusster werden. Wenn Sie körperlich aktiv waren, können Sie sich für die fortgeschrittenen Posen entscheiden, aber immer noch zuerst mit Ihrem Arzt sprechen. Stellen Sie außerdem sicher, dass Sie vor und nach Ihrem Training mit Feuchtigkeit versorgt werden. Am wichtigsten ist es, sich zu entspannen und Spaß zu haben.

2

ATMEN IM YOGA

Jede Yoga-Praxis beginnt und endet mit dem Atem. Das Atmen oder *Pranayama,* wie es im Yoga genannt wird, ist die Quintessenz des Yoga. Sie gilt als die *Lebensenergie.* Das Bewusstsein für Ihren Atem und die Anpassung Ihrer Atmung an Ihre Bewegung ist das, was Yoga definiert und es zu einem Ganzkörper-Erlebnis macht, im Gegensatz zu nur einer Übung.

Wenn wir uns unseres Atems und unserer Atmung bewusst werden, wird unser Geist ruhiger, stiller. Dadurch werden wir ruhiger und weniger aufgewühlt. Unsere Atmung sendet Signale an unser Gehirn, die wiederum dazu führen, dass unser Körper auf bestimmte Weise reagiert. Tiefes und langsames Atmen sagt unserem Gehirn, dass alles in Ordnung ist und dass es sicher ist, sich zu entspannen und in Frieden zu sein.

Wenn wir tief atmen, beginnt die *Lebensenergie*, unsere emotionalen und physischen Blockaden sowie Belastungen zu durchdringen. Diese Bewegung der *Lebensenergie* durch unseren Körper ist es, die uns das Gefühl des „Wohlbefindens" gibt, das wir am Ende unserer Übung erleben. Im Allgemeinen schlägt unser Herz langsamer, wenn wir ausatmen. Yoga verwendet Atemtechniken, um mit den natürlichen Reaktionen unseres Körpers zu arbeiten und diesen beruhigenden Effekt zu erzeugen.

Es ist jedoch wichtig zu beachten, dass *Pranayama* keine strenge Atemkontrolle ist, die zu Unbehagen oder Schaden führt. Es ist auch keine Übung; es ist ein Gewahrsein, das dazu beitragen kann, den physischen, mentalen und subtilen Körper auszugleichen.

DER ATEM UND SEINE VORTEILE

Wir atmen unser ganzes Leben lang, ist es dann also nicht angebracht, zu wissen, wie man richtig atmet? Dies trifft größtenteils zu. Bei Yoga geht es nicht darum, Ihnen beizubringen, wie Sie richtig atmen; es geht darum, Ihnen zu helfen, sich Ihres Atems bewusster zu werden und wie er sich verändert, je nachdem, was Sie tun oder wie Sie sich fühlen. Die Idee von *Pranayama* ist es, den Atem mit Ihren Aktivitäten zu verbinden, sei es während Ihrer Praxis oder Ihres täglichen Lebens. Es geht darum, Aufmerksamkeit zu schenken und sich auf sich selbst zu konzentrieren - emotional, mental und körperlich.

Atmen Sie am besten durch die Nase ein und aus. Ihre Nase ist der natürliche Luftfilter Ihres Körpers und kann die Luft je nach Bedarf erwärmen oder kühlen. Die Nase schützt vor Millionen von Fremdkörpern, die in der Luft zirkulieren. Überdies kann das Atmen durch die Nase die Belastungsrate während des Trainings oder bei täglichen Aktivitäten verringern, was bedeutet, dass Sie sich während und nach der Aktivität weniger müde fühlen, wenn Sie durch die Nase atmen. Da die Art und Weise, wie wir atmen, Signale an unser Gehirn sendet, reduziert das Atmen durch die Nase die „Kampf- oder Flucht" -Reaktion Ihres Nervensystems auf Situationen.

Tiefes Atmen und ein Bewusstsein für Ihren Atem können Ihren Cortisolspiegel senken, die Hormone, die für Stress verantwortlich sind. Noch wichtiger ist, dass es dazu beitragen kann, Ihre Angstgefühle und Depressionen zu reduzieren. Konzentrieren Sie sich auf Ihren Atem, um Ihren Blutdruck zu stabilisieren und sogar zu senken sowie Ihren Rumpf zu stärken. Es kann auch Schlaflosigkeit und Insomnie entgegenwirken. Insgesamt wirkt sich *Pranayama* positiv auf Ihr körperliches, emotionales und geistiges Wohlbefinden aus.

ATEMTECHNIKEN

Einfacher Atem

Diese Technik ist besonders vorteilhaft für die Erdung sowie den Komfort und ist die Grundlage für viele andere Atemtechniken.

1. Atmen Sie durch die Nase ein und aus.
2. Beginnen Sie, Ihren Atem zu beobachten, ohne ihn zu verändern.
3. Sobald Sie sich wohl fühlen, achten Sie auf den Rhythmus Ihrer Einatmung und Ausatmung.
4. Beginnen Sie mit der Zeit, den Raum zwischen Ihrer Ein- und Ausatmung sowie die Pause zwischen den beiden zu bemerken.
5. Bei Bedarf fortfahren.

Yogischer Atem

Diese Technik hilft, Angstzustände zu bewältigen und zu lindern und gibt Ihnen ein gutes Gefühl.

1. Beginnen Sie mit dem einfachen Atmen.
2. Wenn Sie sich wohlfühlen, achten Sie beim Einatmen und Ausatmen auf den Luftstrom, der Ihren Bauch bis hin zum Schambein füllt, und ihn beim Ausatmen komplett entleert.

3. Achten Sie als Nächstes darauf, wie sich Ihr Brustkorb ausdehnt, wenn sich Ihr Bauch beim Einatmen hebt, und wie sich Ihr Brustkorb zusammenzieht sowie Ihr Bauch beim Ausatmen entleert.
4. Erlauben Sie sich zu entspannen, während Ihr Körper Ihren Atem annimmt.
5. Fahren Sie nach Bedarf fort, bis Sie bereit sind, Ihre Atemübung abzuschließen.

Golden Thread Atemtechnik

Wenn Sie an Schlaflosigkeit oder irgendeiner Art von Schmerzen leiden, wird diese Technik den Komfort und die Linderung bieten, die Sie brauchen.

1. Beginnen Sie damit, Ihren yogischen Atem zu etablieren.
2. Sobald Sie sich wohl fühlen, beginnen Sie, die Kiefer- und Rachenmuskulatur sowie Ihren Mund zu entspannen. Öffnen Sie Ihren Mund leicht und schaffen Sie etwas Raum zwischen Ihren Lippen.
3. Atmen Sie sanft und gleichmäßig durch die Nase ein und durch den winzigen Raum zwischen den Lippen aus.
4. Konzentrieren Sie sich auf Ihre Ausatmung und versuchen Sie, wenn möglich, sie leicht zu verlängern.

5. Setzen Sie diese Technik wie gewünscht fort, bis Sie bereit sind, Ihre Übung abzuschließen.

Pranayama kann für jeden nützlich sein und kann überall durchgeführt werden. Es gibt keine spezielle Ausrüstung oder Zeitrahmen. Sie nehmen sich einfach ein paar Momente Zeit, um Ihren Atem bei einigen oder allen Ihren täglichen Aktivitäten zu sensibilisieren. In Yoga ist *Pranayama* jedoch häufig Teil einer breiteren Meditationspraxis. Wir werden die Meditation im nächsten Kapitel kurz erforschen, bevor wir zu den Stuhl-Yoga-Posen übergehen.

3

MEDITATION

Meditation wird seit Jahrhunderten von vielen verschiedenen Kulturen weltweit praktiziert. Im wörtlichen Sinne bedeutet Meditation, darüber nachzudenken oder zu kontemplieren. Im Yoga bezieht sich Meditation auf die Wahrnehmung der Verbundenheit aller Lebewesen. Es ist mehr als nur Konzentration; es ist eine Erweiterung Ihres Bewusstseinszustands. Der erste Schritt in der Meditation besteht darin, den Geist zu beruhigen. Dies wiederum entspannt Ihr Nervensystem und ermöglicht es Ihnen, sich zu konzentrieren und sich der Dinge um Sie herum bewusst zu werden.

Stuhl-Yoga ist großartig, da die Posen in dieser Form des Yoga sehr meditativ sein können. *Pranayama* und die Yoga-Posen helfen zusammen, Ihren Körper auf die Meditation vorzubereiten, indem sie uns ermutigen, uns auf unsere

Haltung und unsere Atmung zu konzentrieren. Ebenso kann Meditation, wie Stuhl-Yoga selbst, überall und jederzeit praktiziert werden.

BEDEUTUNG UND VORTEILE VON MEDITATION

Wir hetzen oft durch unsere Tage und Routinen, und achten nicht auf die Schritte und Details, die uns durch diese Momente geführt haben. Wir neigen dazu, oft von unserer Gegenwart getrennt zu sein, weil wir uns darauf konzentrieren, was als Nächstes passieren soll, oder uns Sorgen darüber machen, was vorher geschah.

Meditation hilft uns, uns zu zentrieren, zu erden und macht uns achtsamer, nicht nur in Verbindung mit unserer Umgebung, sondern auch auf unsere Handlungen und Gedanken. Es kann Gefühle des Friedens und der Leichtigkeit schaffen und helfen, Ihren Körper von unerwünschten Spannungen zu befreien. Durch Meditation und die Erweiterung Ihres Bewusstseins geben Sie Ihrem aktiven Geist die Chance, sich auszuruhen und die ständigen Gedanken und Stressoren loszulassen.

Tatsächlich kann eine regelmäßige Meditationspraxis als eine Form des Stressmanagements und als Hilfe bei der Steigerung Ihres emotionalen Wohlbefindens dienen. Sie kann auch bei der Behandlung Ihrer Symptome von Angstzuständen, Depressionen, Schlaflosigkeit und Schmerzen helfen.

Meditation verbessert ebenfalls Ihr Gedächtnis und kann Ihre Immunität stärken.

Die Kombination von *Pranayama* mit Ihrer Meditations-praxis ist vorteilhaft für Ihre allgemeine Gesundheit und Ihr Wohlbefinden. Sie werden sich wach und erfrischt fühlen. Meditation ist eine großartige Möglichkeit, Ihren Tag zu beginnen, zu beenden oder Ihnen zu helfen, mit Schwierig-keiten umzugehen, die im Laufe Ihres Tages auftreten können.

MEDITATION MIT EINEM STUHL

Bevor Sie mit einer Meditationspraxis beginnen, ist es wich-tig, dass Sie sich daran erinnern, geduldig und nachsichtig mit sich selbst zu sein. Meditation braucht Zeit, also beginnen Sie langsam, für kurze Zeiträume. Erwarten Sie nicht, beim ersten Versuch 30 Minuten lang meditieren zu können. Es ist eine Übung, weil Sie Ihren Geist und Körper trainieren müssen, um sich zu entspannen und empfänglich zu sein.

Wie Ihre Yoga-Praxis müssen Sie auch einen Zeitplan für Ihre Meditationspraxis festlegen. Finden Sie erneut die Tageszeit, die für Sie am besten funktioniert und die am wenigsten Störungen oder Unterbrechungen aufweist. Es mag am einfachsten sein, Ihre Meditation am Ende Ihrer Stuhl-Yoga-Praxis zu üben. Schaffen Sie einen Raum, der komfortabel und einladend und frei von Unordnung ist.

Am wichtigsten ist, dass Sie sich wohlfühlen. Wenn Sie herumzappeln oder gestresst sind, werden Sie nicht die Vorteile Ihrer Praxis gewinnen können. Es gibt keine spezifische Haltung für die Meditation. Wählen Sie die Art und Weise, die für Sie für die Dauer Ihrer Praxis angenehm ist, wählen außerdem Kleidung, die locker und leicht sitzt, um Bewegungsfreiheit zu garantieren.

Stuhl-Meditation

1. Setzen Sie sich aufrecht in Ihren Stuhl und stellen Sie Ihre Füße mit Hüftabstand flach auf den Boden. Eine gebückte Haltung wird Ihre Atmung einschränken.
2. Erden Sie Ihre Sitzknochen (unterer Teil Ihres Beckens) und entspannen Sie Ihre Schultern nach hinten und unten, weg von Ihren Ohren.
3. Wenn es sich angenehm anfühlt, schließen Sie die Augen oder senken Sie Ihren Blick weich und sanft. Legen Sie Ihre Hände mit den Handflächen nach oben auf Ihre Oberschenkel. Diese Geste schafft Offenheit und Empfänglichkeit.
4. Beginnen Sie, Ihren Atem zu bemerken und üben Sie vielleicht eine der Atemtechniken.
5. Um aus Ihrer Meditation herauszukommen, beginnen Sie, zu Ihrer normalen Atmung zurückzukehren, und öffnen Sie dann sanft Ihre Augen. Geben Sie sich einen Moment Zeit, um die Empfindungen zu verarbeiten.

ANFÄNGER-POSEN

Wenn Sie gerade erst mit einer körperlichen Fitness-Routine beginnen oder Sie neu im Yoga sind, dann ist dies ein großartiger Ort, um anzufangen. Die Yoga-Posen in diesem Abschnitt sollen Ihnen eine feste Grundlage geben. Sie sind die Posen, die Sie verwenden können, wenn Sie Ihre Praxis aufbauen, und Sie werden in der Lage sein, ihnen mehr hinzuzufügen, während Sie Ihr Training fortsetzen.

Die hier hervorgehobenen Posen können nacheinander durchgeführt werden, um Ihnen eine 20-minütige Übung zu ermöglichen. Wenn Sie *Pranayama* und Meditation am Ende der Sequenz einbeziehen, werden Sie etwa 30 Minuten lang einplanen müssen. Am wichtigsten ist, nehmen Sie sich Zeit und genießen Sie jeden Moment Ihrer Übung.

BERGPOSE

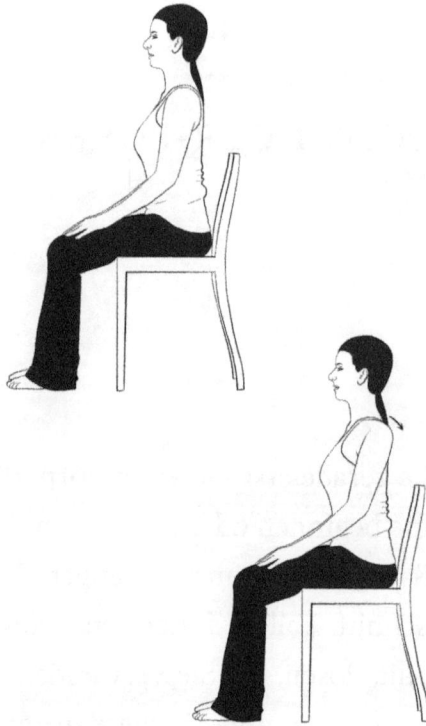

Dies ist eine großartige Pose, um Ihre Übung zu beginnen. Es aktiviert Ihre Rumpfmuskulatur, während Sie aufrecht sitzen, und hilft Ihnen, sich auf Ihren Atem zu konzentrieren sowie Ihre Körperhaltung regelmäßig zu checken. Sie können nach jeder Pose in der Sequenz zu dieser Pose zurückkehren.

Um zu beginnen:

1. Atmen Sie tief ein und setzen Sie sich aufrecht in Ihren Stuhl, um Ihre Wirbelsäule zu strecken.

2. Halten Sie Ihre Füße flach auf dem Boden, die Knie sind hüftbreit auseinander und die Zehen zeigen nach vorn. Legen Sie Ihre Hände mit den Handflächen nach oben sanft auf Ihre Oberschenkel.

3. Atmen Sie noch einmal tief ein, rollen Sie beim Ausatmen Ihre Schultern sanft zurück und von Ihren Ohren weg.

4. Spannen Sie die Bauchmuskulatur an, wenn Sie Ihre Sitzknochen belasten, und strecken Sie Ihre Wirbelsäule. Ihre Füße sollten fest auf dem Boden bleiben.

SEITLICHE HALSDEHNUNG

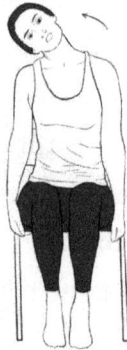

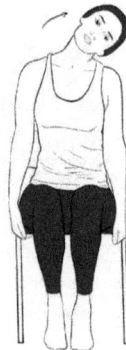

Diese Dehnungen sind eine großartige Möglichkeit, Verspannungen im Nacken und in den Schultern zu reduzieren und helfen Ihnen, Ihren Kiefer und Ihre Gesichtsmuskulatur zu entspannen.

1. Beginnen Sie in der Bergpose.
2. Setzen Sie sich aufrecht hin, während Sie einatmen.

3. Während Sie ausatmen, senken Sie Ihr rechtes Ohr langsam in Richtung Ihrer rechten Schulter. Achten Sie darauf, dass Ihre Schultern nicht angespannt sind und zum Ohr hochziehen. Versuchen Sie, Ihre Schultern zu entspannen, rollen Sie sie zurück und nach unten.
4. Atmen Sie ein und heben Sie den Kopf wieder in eine neutrale Position.
5. Atmen Sie jetzt wieder aus und senken Sie Ihr linkes Ohr in Richtung Ihrer linken Schulter. Achten Sie wieder auf Ihre Schultern und versuchen Sie, sie entspannt und nach unten zu halten, von den Ohren weg.
6. Atmen Sie ein und bringen Sie Ihren Kopf in seine neutrale Position zurück.
7. Wiederholen Sie, diese Pose mindestens dreimal auf jeder Seite zu machen. Sie können mehr tun, wenn es sich gut anfühlt und Sie das Gefühl haben, dass Ihr Körper es braucht.

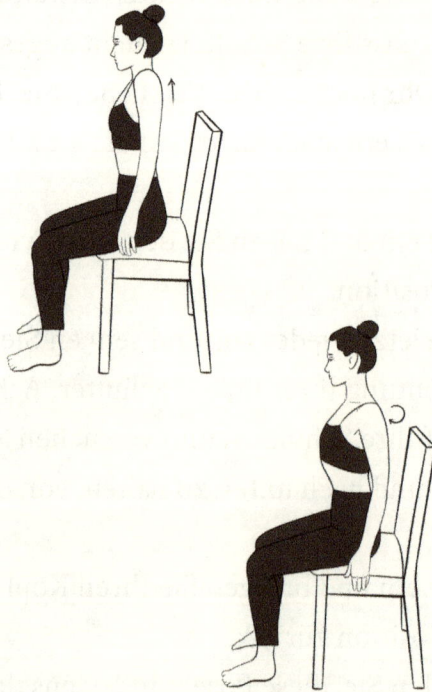

SCHULTER-ROLLEN

Schulter-Rollen helfen, die Schultern zu öffnen und die Beweglichkeit in den Schultergelenken zu verbessern. So stellen Sie sicher, dass Sie alltägliche Aufgaben einfach und sicher erledigen können.

1. Bringen Sie sich zunächst in die Bergpose.

2. Atmen Sie ein und heben Sie Ihre Schultern nach oben, dann nach hinten. Während Sie ausatmen, bringen Sie Ihre Schultern nach unten und zurück in Ihre Ausgangsposition. Sie sollten mit jedem Atemzyklus einen vollständigen Kreis mit Ihren Schultern bilden.

3. Versuchen Sie, die Bewegung Ihrer Schultern gleichmäßig und kontinuierlich zu halten.

4. Kehren Sie nach fünfmal kreisen die Bewegung um und bringen Sie Ihre Schultern beim Einatmen nach oben und vorn, danach nach hinten und zurück in die Ausgangsposition. Diese Richtung mag sich ein wenig seltsam anfühlen, aber so sollte es sein. Machen Sie fünf Kreise in diese Richtung.

VULKAN-ARME

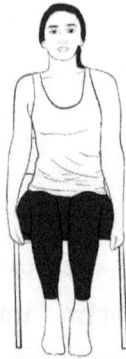

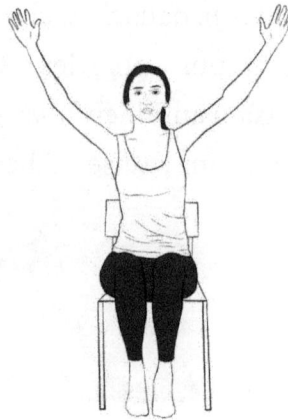

Diese Haltung dehnt sanft Ihre Schultern, Arme und Brust und kann helfen, Ihre Beweglichkeit in den Schultergelenken zu verbessern.

1. Beginnen Sie in der Bergpose.
2. Beim Einatmen beginnen Sie langsam, beide Arme in Form eines V über den Kopf zu heben. Achten Sie

darauf, dass sich Ihre Schultern nicht in Richtung Ihrer Ohren heben, und versuchen Sie, Ihre Schultern nach unten zu entspannen.

3. Während Sie ausatmen, senken Sie Ihre Arme in die Ausgangsposition.

4. Wiederholen Sie diese Pose mindestens drei weitere Male und versuchen Sie, Ihre Atmung an Ihre Bewegungen anzupassen. Wenn es sich unangenehm anfühlt, die Arme ganz nach oben zu heben, gehen Sie einfach so weit, wie es sich gut anfühlt und keine Beschwerden verursacht.

SITZENDER EINBEINIGER BERG

Diese Pose greift Ihre Rumpfmuskeln an, die für das Sitzen, Stehen, Gehen und die Bewegung im Allgemeinen entscheidend sind. Es hilft auch, Ihren Oberschenkelmuskulatur zu straffen und zu stärken.

1. Beginnen Sie in der Bergpose, sitzen Sie aufrecht, mit entspannten Schultern weg von den Ohren und den Füßen fest auf dem Boden, die Beine im rechten Winkel.

2. Atmen Sie ein, heben Sie langsam Ihr rechtes Knie an und senken Sie es dann wieder. Heben Sie Ihr Knie nur so hoch, wie es sich für Sie gut anfühlt. Sie sollten keine Schmerzen oder Beschwerden verspüren. Senken Sie Ihren Fuß beim Ausatmen.

3. Wiederholen Sie dies zehnmal mit jedem Bein,
   kehren Sie dann in die Bergpose zurück und
   beobachten Sie Ihren Atem.

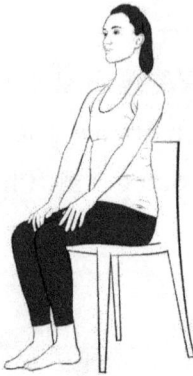

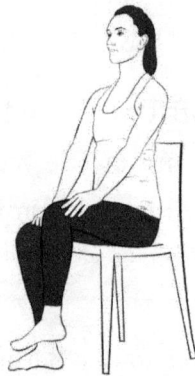

KNIESCHAUKEL

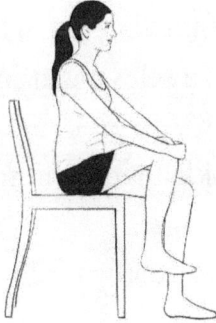

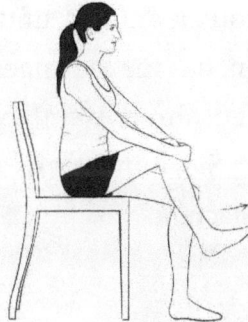

Knieschaukeln sind eine gute Möglichkeit, die Muskeln um die Knie zu stärken. Sie helfen auch, die Bewegungsfreiheit und Beweglichkeit in den Knien zu erhöhen. Starke Kniemuskeln und Gelenke können Sie im Alter vor Knieverletzungen schützen.

1. Beginnen Sie in der Bergpose, mit eingezogenem Bauch und entspannten Schultern, weg von den Ohren.

2. Wenn Sie können, verschränken Sie Ihre Hände unter Ihrem rechten Knie und beginnen Sie, Ihr rechtes Bein hin und her zu schwingen. Wenn es schwierig ist, unter das Knie zu greifen, können Sie sich in Ihrem Stuhl zurücklehnen und Ihr rechtes Bein vor und zurückschwingen.

3. Wiederholen Sie diese Schritte für Ihr linkes Bein. Denken Sie daran, Ihr Bein nur so hochzuheben, wie es sich bequem anfühlt, und in einem Tempo zu schwingen, das für Sie angenehm ist. Achten Sie ebenfalls auf Ihren Atem.

4. Versuchen Sie, mindestens zehn Schwünge auf jeder Seite zu machen.

BEINHEBEN MIT FUSSBEUGEN

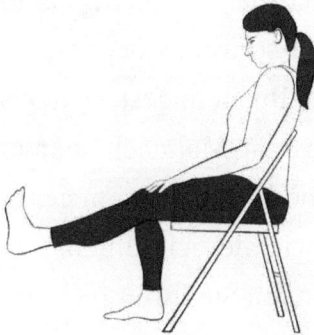

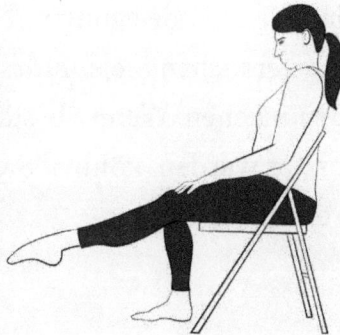

Beinheben mit Fußbeugen sind gut, um die Oberschenkel-muskulatur zu straffen und die Rumpfmuskulatur zu akti-vieren. Das Beugen der Füße hilft, die Muskeln in Schienbein und Wade zu dehnen und erhöht die Beweglich-keit des Fußes.

1. Setzen Sie sich zunächst aufrecht in Ihren Stuhl, wobei Ihre Füße den Boden fest berühren und Ihre Hände an einer bequemen Stelle ruhen.

2. Strecken Sie beim Einatmen Ihr rechtes Bein vor sich aus. Gehen Sie nur so weit, wie es sich für Sie gut anfühlt. Halten Sie Ihr Bein gestreckt, beugen Sie Ihren rechten Fuß ein paar Mal nach oben und nach unten. Dies kann schnell oder langsam gemacht werden, je nachdem, wie Sie sich fühlen.

3. Atmen Sie aus und senken Sie Ihren rechten Fuß langsam ab.

4. Wiederholen Sie die Bewegung mit dem linken Bein und Fuß und versuchen Sie, mindestens fünf auf jeder Seite zu machen. Wenn Sie stärker und selbstbewusster werden, können Sie die Anzahl der Hebungen erhöhen.

GANZKÖRPERDEHNUNG

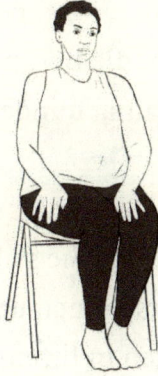

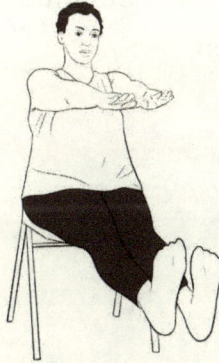

Diese Pose aktiviert alle Muskeln in Ihrem Körper und hilft, sie zu stärken. Es ist auch eine großartige Möglichkeit, Ihre Praxis zu beenden.

1. Beginnen Sie in der Berghaltung mit hüftbreit auseinander liegenden Knien und angespannten Rumpfmuskeln.

2. Heben Sie beim Einatmen langsam und sanft Arme und Beine gleichzeitig an. Versuchen Sie dabei keinen Buckel zu machen. Heben Sie nur so weit Sie können.

3. Kehren Sie beim Ausatmen in die Bergpose zurück. Wiederholen Sie diese Bewegung mindestens dreimal.

4. Wenn Sie nach Ihrer letzten Dehnung in die Bergpose zurückkehren, nehmen Sie sich ein paar Minuten Zeit, um sich zu entspannen und Ihren Atem sowie die Empfindungen in Ihrem Körper zu beobachten.

5

MITTELSCHWERE POSEN

Wenn Sie stärker werden oder wenn Sie körperlich aktiv sind, können Sie diese Posen ausprobieren. Sie können sie zu den Anfängerposen für eine längere, flüssigere Praxis hinzufügen, oder Sie können sie allein ausführen. Egal, was Sie entscheiden, Sie werden von dieser Praxis profitieren. Für diese Posen können Sie einen Satz Zwei-Pfund-Gewichte hinzufügen. Wie immer, besprechen Sie alles mit Ihrem Arzt, bevor Sie beginnen, achten Sie darauf, hydratisiert zu bleiben, und Spaß zu haben.

SCHULTERROLLEN MIT DEN HÄNDEN

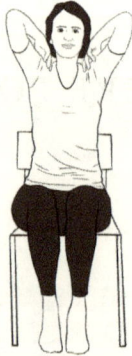

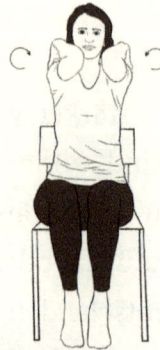

Diese Bewegung ist ideal, um Ihren oberen Rücken und Ihre Schultern aufzuwärmen und Verspannungen zu lösen. Es erhöht auch die Beweglichkeit in den Schultergelenken.

1. Beginnen Sie in der Bergpose und legen Sie Ihre Fingerspitzen auf Ihre Schultern.

2. Beginnen Sie, mit den Schultern Kreise zu machen und verwenden Sie die Ellbogen, um Sie zu führen. Kreisen Sie so langsam oder so schnell, wie es sich für Sie gut anfühlt, und achten Sie darauf, Ihren Atem zu beobachten, während Sie diese Bewegung machen.
3. Nach fünf vollständigen Kreisen in eine Richtung kehren Sie Ihre Kreise um und machen Sie fünf weitere in die gegen gesetzte Richtung.

KRIEGER II ARME MIT FÄUSTEN

Diese Haltung ist speziell für die Muskeln Ihrer Oberarme und Schultern, und stärkt Ihre Hände und Finger. Es ist besonders vorteilhaft für diejenigen, die an einem Karpaltunnelsyndrom leiden.

1. Beginnen Sie in der Bergpose und stellen Sie sicher, dass Ihre Füße fest auf dem Boden stehen und Sie gerade sitzen. Denken Sie daran, dass ein krummer Rücken Ihre Atmung beeinträchtigen und die Pose erschweren kann.
2. Strecken Sie beide Arme langsam nach oben und zu Ihren Seiten aus, bis sie sich auf Schulterhöhe befinden. Machen Sie sich keine Sorgen, wenn Sie sie noch nicht ganz heben können, gehen Sie einfach so weit wie Sie können.

3. Atmen Sie ein und ballen Sie Ihre Finger zu festen Fäusten. Wenn Sie ausatmen, strecken Sie die Finger so weit wie möglich aus, übertreiben Sie diese Bewegung ruhig. Senken Sie die Arme.

4. Wiederholen Sie diese Bewegung mindestens acht weitere Male.

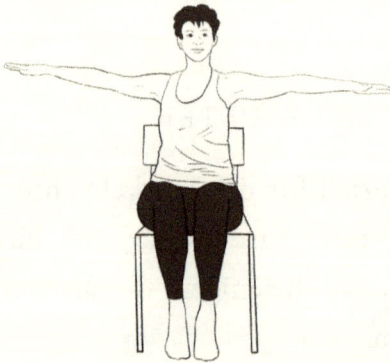

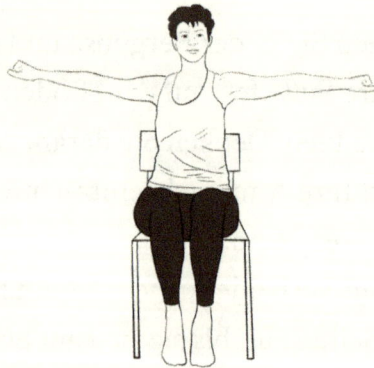

SEITLICHER TWIST

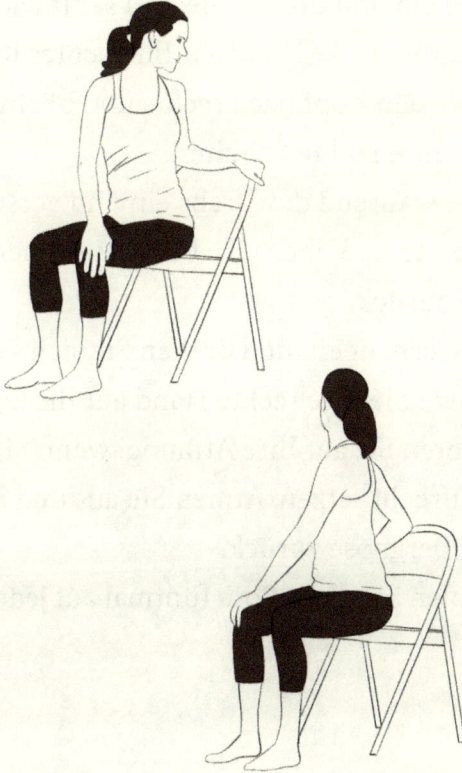

Die Bewegungen in dieser Pose helfen, Ihre Taille zu straffen, während Sie Ihre Bauchmuskulatur anspannen. Es erhöht auch die Flexibilität Ihrer Wirbelsäule.

1. Beginnen Sie wieder in der Bergpose und halten Sie einen schönen geraden Rücken, mit den Schultern nach unten und weg von den Ohren.

2. Atmen Sie ein und drehen Sie sich sanft nach rechts, indem Sie Ihre linke Hand auf Ihr rechtes Knie legen. Drehen Sie den Kopf nach rechts und blicken Sie auf oder über Ihre rechte Schulter.

3. Atmen Sie während des Drehs ein und versuchen Sie, gerade zu sitzen. Kehren Sie beim Ausatmen in die Bergpose zurück.

4. Atmen Sie erneut ein und drehen Sie sich sanft nach links, indem Sie Ihre rechte Hand auf Ihr linkes Knie legen. Achten Sie auf Ihre Atmung, wenn Sie sich wieder aufrecht setzen. Atmen Sie aus und kehren Sie in die Bergpose zurück.

5. Wiederholen Sie diese Pose fünfmal auf jeder Seite.

SITZENDE VORBEUGE

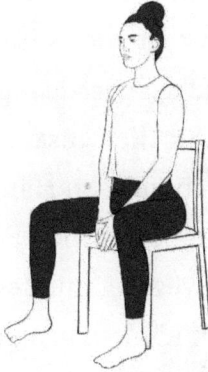

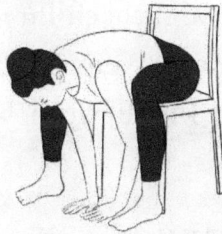

Diese Pose erhöht die Beweglichkeit Ihres Rückens und stärkt gleichzeitig Ihre untere Rückenmuskulatur. Es bietet auch eine unglaubliche Dehnung für Rücken, Nacken und Schultern.

1. Setzen Sie sich zunächst aufrecht in Ihren Stuhl, die Füße zeigen nach vorn und sind fest auf dem Boden

verankert, die Handflächen ruhen auf den Oberschenkeln.

2. Atmen Sie ein und beugen Sie sich mit geradem Rücken nach vorn, als würden Sie in einen Teich blicken. Gehen Sie nur so weit wie es Ihnen möglich ist, während Sie Ihren Rücken gerade halten.

3. Beim Ausatmen spannen Sie die Muskeln Ihres Rumpfes an und heben sich mit den Händen als Unterstützung wieder in eine sitzende Position.

4. Wiederholen Sie diese Bewegung mindestens dreimal. Ihre Bewegungen können groß oder klein sein, abhängig von der Flexibilität Ihrer Wirbelsäule und der Beweglichkeit Ihrer Hüfte. Machen Sie sich da keinen Kopf. Wenn Sie Ihre Muskeln stärken, erhöhen Sie Ihre Beweglichkeit.

RÜCKWÄRTSBEUGE

Diese Pose eignet sich hervorragend zum Aufwärmen des oberen und unteren Rückens, und ist ein Gegenstück zur sitzenden Vorbeuge. Es hilft auch bei Ihrer Körperhaltung.

1. Beginnen Sie in der Bergpose mit den Handflächen auf den Oberschenkeln.

2. Heben Sie beim Einatmen langsam das Kinn an, öffnen Sie Brust und Schultern, und wölben Sie Ihren Rücken leicht nach oben zur Decke.

3. Senken Sie beim Ausatmen das Kinn zur Brust, senken Sie den Kopf, runden Sie die Schultern ab und schauen Sie auf den Boden.

4. Versuchen Sie, die Bewegungen mit Ihrem Atem fließen zu lassen. Wiederholen Sie diese Bewegung mindestens dreimal.

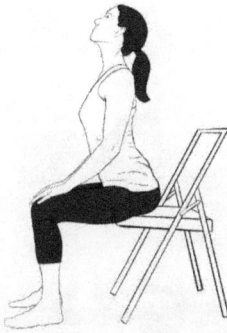

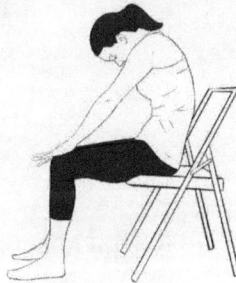

SITZENDE STUHLPOSE

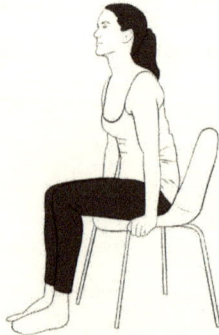

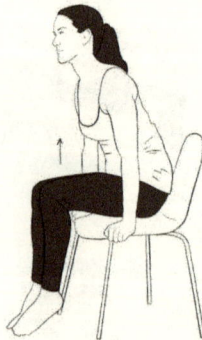

Diese Bewegung stärkt die Muskeln, die Sie beim Stehen und Sitzen unterstützen. Es verbessert auch Ihr Gleichgewicht.

1. Setzen Sie sich auf Ihren Stuhl, die Knie sind hüftbreit auseinander, die Füße stehen auf dem Boden, die Zehen zeigen nach vorn. Legen Sie Ihre

Hände neben Ihre Oberschenkel seitlich auf den
Stuhl.

2. Beugen Sie sich nach vorn, als ob Sie in eine sitzende
   Vorbeuge gehen, Ihren Rücken und Nacken gerade
   und in einer Linie halten.

3. Halten Sie diese Position, und erheben Sie sich
   langsam von Ihrem Stuhl (ca. 15 cm), setzten Sie sich
   dann wieder in Ihren Stuhl, um in Ihre sitzende
   Position zurückzukehren.

4. Wiederholen Sie diese Pose achtmal.

ADLERARME

Diese Pose hilft, Ihre Schultergelenke zu stabilisieren und zu
beugen, während Sie Ihren oberen Rücken und Ihre Schultern entspannen.

1. Beginnen Sie mit der Bergpose.

2. Während Sie einatmen, strecken Sie Ihre Arme nach
   oben und nach außen zu Ihren Seiten.

3. Während Sie ausatmen, nehmen Sie Arme nach vorn,
   bewegen Sie Ihren rechten Arm unter Ihren linken
   Arm und fassen Sie Ihre Schultern mit
   entgegengesetzten Händen, als würden Sie sich
   selbst umarmen. Wenn Sie mehr Flexibilität in Ihren
   Schultern haben, können Sie Ihre Arme weiter
   miteinander verschlingen, bis die Handflächen

einander berühren, anstatt Ihre Schultern zu berühren.

4. Atmen Sie ein und heben Sie Ihre Arme etwas höher. Atmen Sie aus, während Sie Ihre Arme wieder zur Seite zu bewegen.

5. Wiederholen Sie diese Bewegung auf der gegenüberliegenden Seite, wobei Ihr linker Arm unter Ihrem rechten Arm verläuft. Machen Sie diese Pose mindestens dreimal.

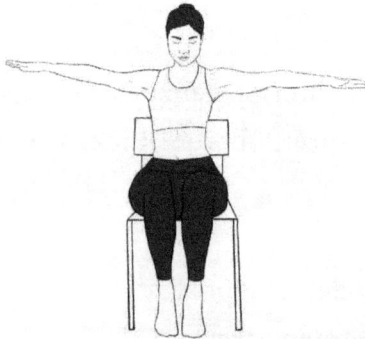

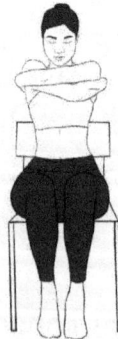

GANZKÖRPERDEHNUNG MIT GEWICHTEN

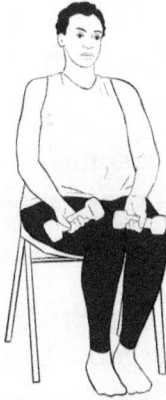

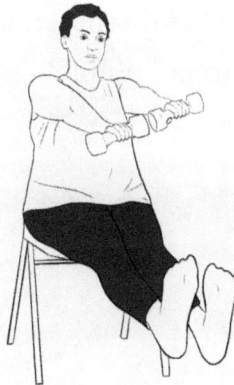

Diese Haltung stärkt nicht nur alle Ihre Muskeln, sondern die Zugabe von Gewichten hilft, diese Muskeln zu straffen.

1. Beginnen Sie in der Bergpose, halten Sie ein Gewicht von etwa zwei Pfund in jeder Hand und platzieren

Sie Ihre Hände inklusive Gewichten auf die Oberschenkel.

2. Heben Sie beim Einatmen gleichzeitig Arme und Beine an. Achten Sie darauf, dass Ihr Rücken gerade bleibt. Wenn Sie das Gefühl haben, sich zu übernehmen, senken Sie Ihre Arme und Beine ein wenig ab, bis Sie die Pose halten können.

3. Während Sie ausatmen, senken Sie Ihre Arme und Beine langsam zurück in Ihre Ausgangsposition.

4. Wiederholen Sie diese Bewegung achtmal. Wenn Sie fertig sind, kehren Sie in die Bergpose zurück und beobachten Sie Ihren Atem. Nehmen Sie wahr, wie sich Ihr Körper anfühlt.

6

FORTGESCHRITTENE POSEN

D iese Posen erfordern etwas mehr Anstrengung sowie Kraft und Beweglichkeit. Wenn Sie eine Weile geübt haben, können Sie diese definitiv ausprobieren. Sie können auch einige der Anfänger- oder Intermediär-Posen mit diesen kombinieren oder mischen, um eine etwas intensivere Übung zu erhalten.

KATZE UND KUH POSE IM SITZEN

Diese Pose hilft, Verspannungen im Rücken und in den Schultern zu lösen, während sie Ihnen einne große Dehnung entlang Ihrer Wirbelsäule gibt. Es hilft auch, die Rückenmuskulatur zu stärken.

1. Bringen Sie sich zunächst in die Bergpose.

2. Atmen Sie ein und beginnen Sie langsam, Ihre Wirbelsäule zu wölben, indem Sie Ihre Schultern nach hinten und unten rollen.

3. Atmen Sie aus, krümmen Sie Ihre Wirbelsäule, ziehen Sie Ihren Bauch nach innen und legen Sie Ihr Kinn an Ihre Brust.

4. Wiederholen Sie diese Bewegungen fünf Atemzüge lang.

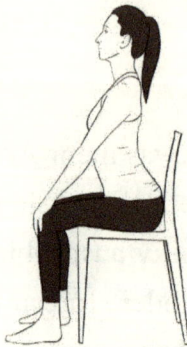

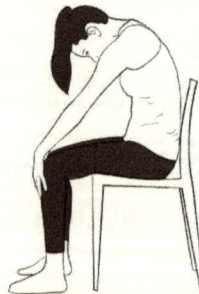

ARM-POSE RÜCKWÄRTS

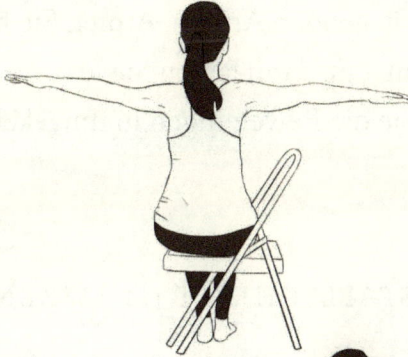

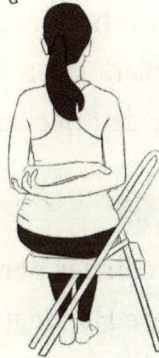

Diese Pose hilft Ihnen nicht nur, sich zu entspannen, sondern auch, verspannte Schultern zu öffnen und Ihre Brust zu strecken, um die Mobilität und Beweglichkeit Ihrer Schultergelenke zu erhöhen.

1. Setzen Sie sich zunächst aufrecht hin, die Knie sind hüftbreit auseinander.

2. Heben Sie beim Einatmen beide Arme, Ihre Hände mit den Handflächen nach unten, zur Seite.

3. Atmen Sie aus und schwingen Sie beide Arme sanft hinter sich und umschließen Sie Ihre Ellbogen mit den gegenüberliegenden Armen. Atmen Sie hier dreimal langsam ein, dann lassen Sie los.

4. Wiederholen Sie die Bewegungen in umgekehrter Richtung.

NIEDRIGER AUSFALLSCHRITT IM SITZEN

Diese Pose kann erholsam sein und ist ideal für diejenigen, die Hüftschmerzen oder Verspannungen in den Hüften haben. Sie stärkt den Beckenboden und hilft, Ihre Hüften zu stabilisieren.

1. Beginnen Sie in der Bergpose.

2. Legen Sie Ihre Hände um den rechten Oberschenkel und heben Sie beim Einatmen langsam das rechte Knie in Richtung Brust. Halten Sie für einen Atemzug und lassen Sie los. Wenn Sie die Pose schwierig finden, setzen Sie sich ganz zurück in Ihren Stuhl und heben Sie das Knie nur so weit an, wie es sich angenehm anfühlt.

3. Wiederholen Sie die Bewegung mit dem linken Bein. Versuchen Sie, es mindestens achtmal für jedes Bein zu wiederholen.

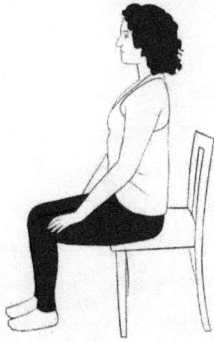

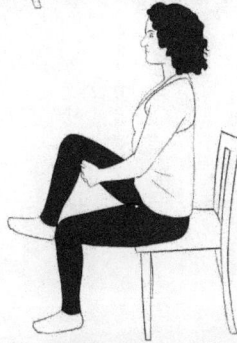

SITZENDER KRIEGER I

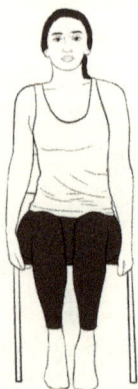

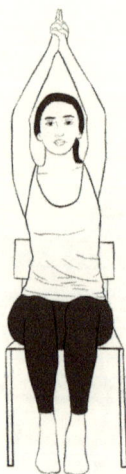

Diese Pose verbessert die Durchblutung Ihres Körpers und streckt die Muskeln in Ihren Armen.

1. Beginnen Sie in der Bergpose.
2. Heben Sie beim Einatmen langsam die Arme über den Kopf. Verflechten Sie Ihre Finger, lassen Sie die

Zeigefinger frei und zeigen Sie mit Ihnen nach oben. Nehmen Sie sich einen Moment Zeit, um festzustellen, wo Ihre Schultern sind. Versuchen Sie, sie nach unten und weg von Ihren Ohren zu entspannen.

3. Atmen Sie fünfmal langsam ein und lassen Sie dann die Hände los.
4. Wiederholen Sie diese Bewegung vier bis fünf Mal.

SITZENDER SEITLICHER WINKEL

Der sitzende Seitenwinkel aktiviert Ihre Rumpfmuskulatur, während Brust, Schultern und Lungen gestreckt und gestärkt werden.

1. Kommen Sie zu einer sitzenden Vorbeuge, strecken Sie aber Ihre Arme bis zum Boden aus.
2. Berühren Sie mit Ihren linken Fingerspitzen den Boden oder einen Block.
3. Während Sie einatmen, öffnen Sie Ihre Brust und drehen Sie sich nach rechts, indem Sie Ihren rechten Arm zur Decke heben. Sie können auf Ihren rechten Arm schauen, wenn es sich angenehm anfühlt. Halten Sie diese Position für drei Atemzüge und gehen Sie sie dann wieder in Ihre Vorbeuge zurück.
4. Wiederholen Sie dies mit den rechten Fingerspitzen auf dem Boden und dem linken Arm gestreckt.

5. Versuchen Sie, diese Bewegung mindestens fünfmal auf jeder Seite durchzuführen.

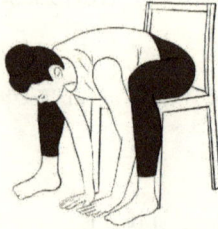

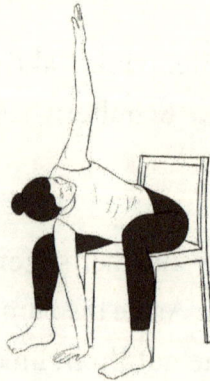

TAUBEN-POSE IM SITZEN

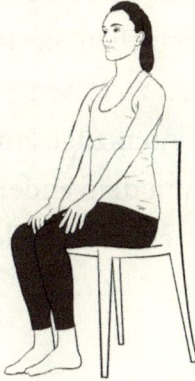

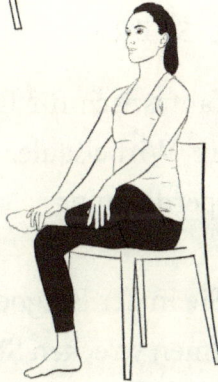

Wenn Sie unter Verdauungsproblemen leiden, kann diese Pose dazu beitragen, einige der Beschwerden zu lindern. Sie dehnt und stärkt auch Ihre Gesäßmuskeln und Leistengegend.

1. Setzen Sie sich gerade hin, die Füße stehen fest auf dem Boden, die Knie sind hüftbreit auseinander und die Zehen zeigen nach vorn.
2. Heben Sie Ihren rechten Knöchel an und legen Sie ihn auf Ihr linkes Knie. Versuchen Sie, Ihr linkes Bein nicht nach innen fallen zu lassen.
3. Halten Sie diese Pose fünf Atemzüge lang und wiederholen Sie sie dann mit dem anderen Bein.
4. Tun Sie dies mindestens dreimal für jedes Bein.

FÜNF-PUNKT-STERN

Diese Pose ist fantastisch für Ihre Haltung. Es richtet, stärkt und streckt Ihre Wirbelsäule. Ganz zu schweigen von der tollen Ganzkörperdehnung.

1. Beginnen Sie in der Bergpose.
2. Beim Einatmen strecken Sie Ihre Arme und Beine gleichzeitig aus, um eine Sternform zu bilden. Wenn es schwierig ist, Arme und Beine gleichzeitig zu strecken, fangen Sie mit den Armen an und dann die Beine dazu. Denken Sie daran, nur so weit zu gehen, wie es sich für Sie richtig anfühlt.
3. Atmen Sie aus und entspannen Sie sich wieder in der Bergpose.
4. Wiederholen Sie diese Pose dreimal.

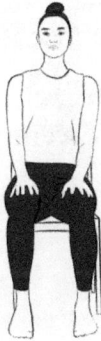

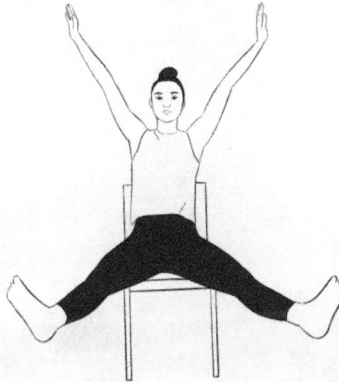

LEICHEN-POSE AUF DEM STUHL

Dies ist der beste Weg, um Ihr Training zu beenden, sich wieder auf sich selbst zu konzentrieren und Ihren Atem zu beobachten.

1. Lehnen Sie sich aus Ihrer sitzenden Position in Ihrem Stuhl zurück, strecken Sie die Beine vor sich

aus und lassen Sie die Arme an den Seiten locker hängen.

2. Schließen Sie Ihre Augen und beobachten Sie einfach Ihren Atem und die Empfindungen. Sie können Ihre Meditation an dieser Stelle üben, wenn Sie möchten.

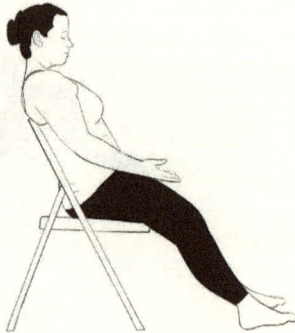

FAZIT UND ZUSAMMENFASSUNG

Bei Yoga geht es nicht nur darum, sich um den physischen Körper zu kümmern. Sondern eher darum, Harmonie und Gleichgewicht zwischen Geist, Körper und Seele zu schaffen. Sie können Yoga überall und jederzeit praktizieren, indem Sie sich einfach ein paar Momente nehmen, um sich mit Ihrem Atem zu verbinden und zu bemerken, wie Sie sich fühlen.

Yoga kann Ihnen helfen, sich in Stresssituationen zu entspannen oder zu beruhigen, und es kann Sie bei Ihren täglichen Aktivitäten stärker und unabhängiger machen. Yoga soll nicht nur auf dem Stuhl geübt werden, sondern auch in Ihrem Leben.

Die Werkzeuge und Posen, die in diesem Buch geteilt wurden, sind nur ein Sprungbrett für Sie, um ein gesünderes, glücklicheres, ruhigeres und unabhängigeres Leben zu führen. Wenn Sie Ihre Yoga-Reise beginnen oder fortsetzen, versuchen Sie, konsequent und hartnäckig zu bleiben. Geduld und Beständigkeit sind Teil Ihrer Yoga-Praxis, also nehmen Sie sie in Ihr tägliches Leben auf. Aber vor allem, genießen Sie es.

LITERATURVERZEICHNIS

Carraco, M. (2007, 28. August). *Ein Einsteigerleitfaden zur Meditation.* Yoga Journal. https://www.yogajournal.com/meditation/how-to-meditate/let-s-meditate/ (Link nur auf Englisch)

Cherry, K. (2020, 1. September). *Was ist Meditation?* Verywell Mind. https://www.verywellmind.com/what-is-meditation-2795927

Cohut, M. (2017, 27. August). *Wie Yoga und Meditation dem Körper und Geist zugute* kommen. Http://www.medicalnews-today.com. https://www.medicalnewstoday.com/articles/319116

Cronkleton, E. (2021, 14. April). *Yoga für Osteoporose: 5 nützliche Posen & wie man sie macht.* Healthline. https://www.

healthline.com/health/osteoporosis/yoga-for-osteoporosis#1

Ekhart, E. (2014, 25. Juni). *Die Bedeutung des Atems beim Yoga.* Ekhart Yoga. https://www.ekhartyoga.com/articles/practice/the-importance-of-breath-in-yoga (Link nur auf Englisch)

Hastings, C. (2017, 2. August). *Die Wissenschaft zeigt, dass Yoga Ihr Gehirn im Alter schützen kann.* Weltwirtschaftsforum. https://www.weforum.org/agenda/2017/08/science-shows-yoga-may-protect-your-brain-in-old-age

Hullet, A. (2020, 27. August). *Nehmen Sie Platz: 11 Stuhlyoga-posen zu ausprobieren.* Greatist. https://greatist.com/move/chair-yoga?c=643257173729#11-chair-yoga-poses-to-try

Lehmkuhl, L. (2020). *Stuhl-Yoga für Senioren: Dehnungen und Posen, die Sie im Sitzen zu Hause machen können.* Skyhorse Publishing, 2007.

McGee, K. (2017, 30. März). *Stuhl-Yoga-Meditation: Stille als Ergänzung zur Bewegung. Kristin McGee.* https://kristinmcgee.com/chair-yoga-meditation

Nichols, H. (2021, 14. April). *Yoga: Methoden, Typen, Philosophie und Risiken.* Http://www.medicalnewstoday.com. https://www.medicalnewstoday.com/articles/319116

Stelter, G. (7. Dezember 2015). *Stuhl-Yoga für Senioren: Sitzende Posen.* Healthline. https://www.healthline.com/

health/fitness-exercise/chair-yoga-for-seniors (Link nur auf Englisch)

Yoga jederzeit. (2019, 23. August). *Yoga-Atmung 101: Tipps und Übungen für Anfänger.* Yoga jederzeit. https://www.yoga anytime.com/blog/meditation/yoga-breathing-101-begin ner-tips-and-practices

Wünschen Sie sich, dass Sie mit einem einfachen Heimtraining die Art und Weise, wie Sie sich fühlen, verbessern könnten?

Suchen Sie nach neuen Wegen, um aktiv zu werden, fit zu werden und gleichzeitig Spaß zu haben?

Wenn Sie das Beste aus Ihren goldenen Jahren machen möchten, geht es darum, in Körper und Geist aktiv zu bleiben. Und wenn es um Ihren Körper geht, ist Yoga eine schonende, sichere und sanfte Möglichkeit, aktiv zu werden und gleichzeitig Spaß zu haben. Ideal, wenn Sie sich ein neues Leben und einen Energieschub gönnen möchten.

Das Problem ist, einen Weg zu finden, es zu tun, aber...

... KÖNNEN *Sie* Ihre Ziele erreichen, wenn Sie auf die Weisheit eines einzelnen kleinen Leitfadens hören?

„STUHL-YOGA FÜR SENIOREN" ist für alle, die ihre Jugend wiederentdecken, Gleichgewicht und Beweglichkeit verbessern und auf wirklich harmonische Weise Stress abbauen wollen.

In "STUHL-YOGA FÜR SENIOREN", werden Sie **folgendes entdecken:**

- So fangen Sie mit Stuhl-Yoga an, damit Sie auf sichere Weise die Posen durchführen können
- **Die mentalen und physikalischen Vorteile Ihrer neuen Routine** verstehen
- Die Kunst der ausgewogenen Atmung: Wie Sie sie ausführen und warum sie für Ihre Gesundheit wichtig ist
- **Wie Sie Meditation in Ihren heutigen Alltag einführen** können
- Grundhaltungen, die es Ihnen ermöglichen, aktiv zu werden und sofort loszulegen
- **Intermediäre Posen, die auf Ihrem Fundament aufbauen und Ihr Wohlbefinden steigern**
- Fortgeschrittene Posen, die Ihnen etwas zu streben geben, damit Sie weiter wachsen
- **Eine neue Informations-, Motivations- und Unterstützungsquelle**
- **Und** eine ganze Reihe anderer lebensverändernder Ressourcen!

Kombinieren Sie all diese lebensverändernden Elemente und Sie werden sehen, dass Stuhl-Yoga die natürliche Wahl ist, wenn es darum geht, Ihrem Körper eine Pause zu gönnen. Perfekt, wenn Sie sich befreien möchten, um zu sein, wer Sie sein wollen.

Gefällt Ihnen, wie das klingt und möchten Sie es selbst ausprobieren?

Dann gehen Sie zurück zum Anfang dieser Seite!

Sobald Sie dort angekommen sind, finden Sie eine Kopie des Buches, das nur auf Sie wartet, damit Sie ohne Verzögerung loslegen können.

Jetzt, da Sie wissen, was zu tun ist, liegt es an Ihnen, es auf Ihre eigene Art und Weise geschehen zu lassen.

Ich weiss, Sie können das.

KEYWORDS

- Stuhl-Yoga für Senioren
- Stuhl-Yoga Buch
- Yoga auf dem Stuhl für Senioren
- Stuhl-Yoga für Anfänger
- Wellness für Senioren
- Fitness für Senioren
- Senioren Gesundheit

www.ingramcontent.com/pod-product-compliance
Lightning Source LLC
Chambersburg PA
CBHW031134020426
42333CB00012B/374